DU JEQUIRITY

ET DE SON EMPLOI

DANS LE TRAITEMENT

DU TRACHOME

PAR

PAUL AGNIEL

Docteur en Médecine

ANCIEN INTERNE DES HOPITAUX DE NIMES

ANCIEN PROFESSEUR ADJOINT A LA MATERNITÉ DU GARD

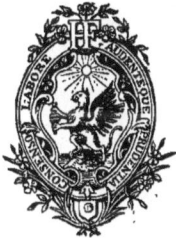

MONTPELLIER
IMPRIMERIE CENTRALE DU MIDI
Hamelin Frères

—

1884

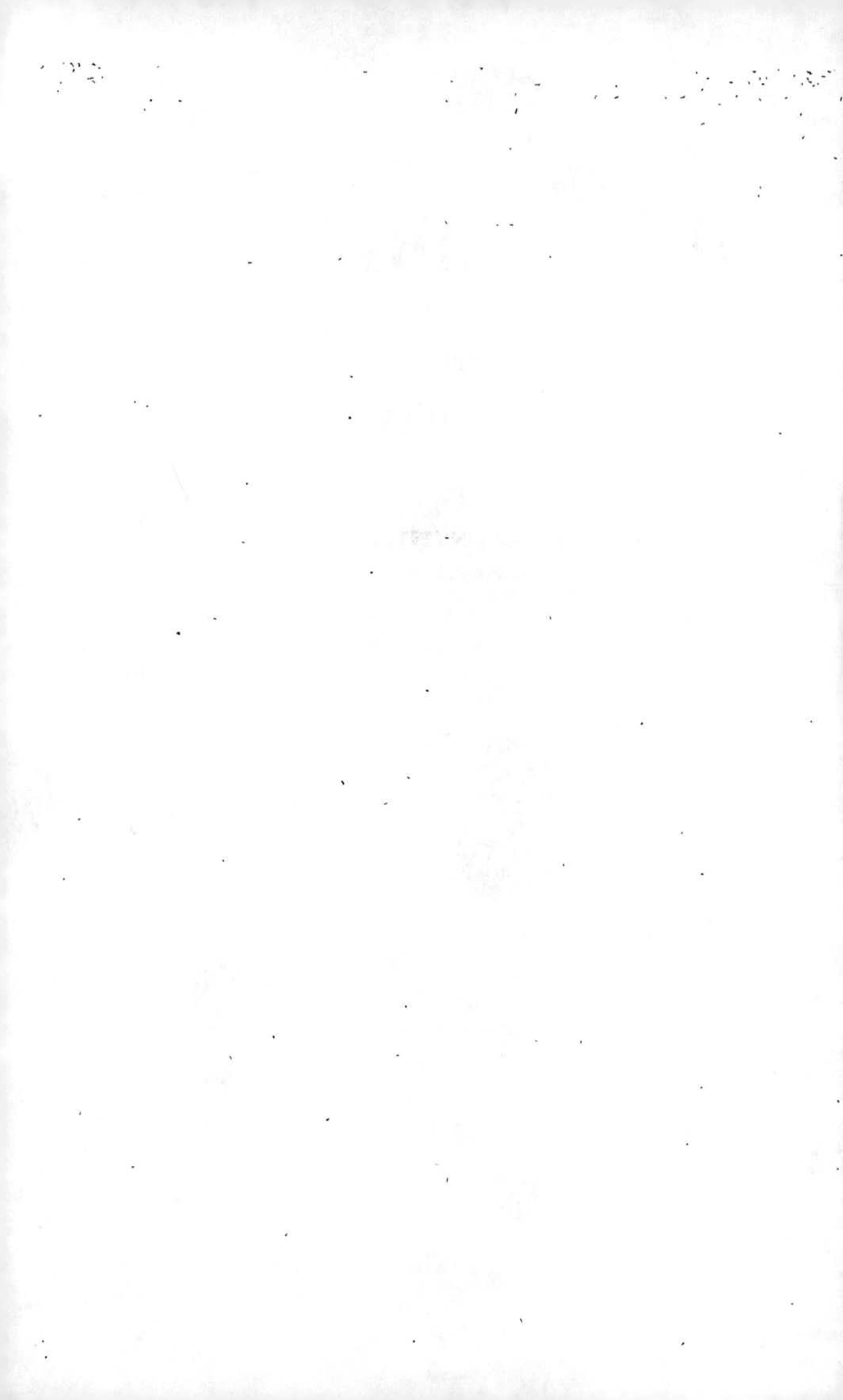

DU JEQUIRITY

ET DE SON EMPLOI

DANS LE TRAITEMENT

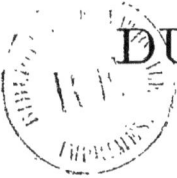

DU TRACHOME

PAR

PAUL AGNIEL

Docteur en Médecine

ANCIEN INTERNE DES HOPITAUX DE NIMES

ANCIEN PROFESSEUR ADJOINT A LA MATERNITÉ DU GARD

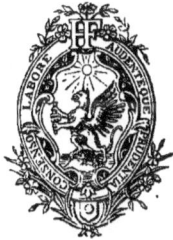

MONTPELLIER
IMPRIMERIE CENTRALE DU MIDI
HAMELIN FRÈRES

1884

Te 69
39

A MON PÈRE ET A MA MÈRE

A MON GRAND-PÈRE

A MES SŒURS

A MES PARENTS

P. AGNIEL.

2

A MES COLLÈGUES D'INTERNAT

A MON EXCELLENT AMI URBAIN CHAPON

ANCIEN AIDE D'ANATOMIE, PRÉPARATEUR D'HISTOLOGIE

A TOUS MES AMIS

P. AGNIEL.

AVANT-PROPOS

———

Arrivé presque au terme de nos études médicales, nous étions encore indécis sur le choix du sujet que nous devions traiter.

M. le docteur Galtié, à qui nous faisions part de notre indécision, nous signala un sujet qui, par sa nouveauté et les espérances qu'il faisait naître, méritait à juste titre d'attirer notre attention.

A partir de ce moment, nous avons recueilli avec soin tout ce que nous avons pu apprendre sur le jequirity et son emploi en médecine. C'est le résultat de ces recherches que nous venons présenter aujourd'hui à nos Maîtres dans notre travail inaugural.

Conseillé par un élève de De Wecker, nous avons été heureux de constater la vérité des affirmations du professeur de Paris, au milieu même des travaux les moins sympathiques au propagateur du nouveau remède.

Cette question du joquirity, qui, au dire de Warlomont, *est une des plus importantes qui se soient jamais produites en oculistique,* ne peut que procurer un grand honneur à l'ophthalmologie française.

Que M. le docteur Galtié, le savant spécialiste de Nimes, reçoive nos sincères remerciements. Il nous a, non-seulement inspiré notre sujet, mais encore fourni la plupart de nos observations. Nous lui en sommes doublement reconnaissant.

———

DIVISION DU SUJET

Notre travail se compose de quatre parties :

Dans la première, nous faisons l'historique de la question ; nous donnons les différentes opinions des auteurs et nous cherchons à expliquer leur divergence.

Dans la seconde, nous parlons du jequirity, de son emploi, de son action.

Dans la troisième, nous traitons de la maladie que guérit le jequirity : du trachôme.

Dans la quatrième, nous fournissons des observations inédites et nous concluons.

DU JEQUIRITY

ET DE SON EMPLOI

DANS LE TRAITEMENT DU TRACHOME

PREMIÈRE PARTIE

HISTORIQUE

C'est dans les *Annales d'oculistique* de juillet-août 1882 qu'il est question du jequirity pour la première fois, an moins dans la littérature médicale européenne (1). M. de Wecker, sous le titre *d'ophthalmie purulente factice*, produite au moyen du jequirity, ou liane à réglisse, publiait à cette date un article assez long, qui devait avoir un grand retentissement. A la même époque, il faisait présenter par M. Wurtz, à l'Académie des sciences, une note sur le même sujet. L'article des *Annales* et la note à l'Académie se complètent. Dans l'un, de Wecker nous apprend de quelle façon il a été amené à expérimenter le jequirity, dans l'autre il indique déjà les propriétés les plus certaines de ce nouveau moyen thérapeutique.

Nous allons reproduire, dans toute sa simplicité d'exposition, la lettre

(1) Le docteur Castro Silva, de Céara, a fait paraître un mémoire sur le jequirity et les accidents qu'il peut déterminer, en 1867.

reçue par l'oculiste de Paris, d'un de ses anciens clients affligé de granulations, et arrêté dans un voyage au Brésil par une poussée aiguë. Elle est datée de Piauhy Pherisina :

« Mon but est de vous faire savoir qu'étant arrivé dans cette ville du Brésil le 10 novembre dernier, le lendemain mon œil droit a été atteint du même mal que l'autre, au point que j'ai cessé de pouvoir lire. Vivement impressionné de me voir presque aveugle, je résolus de faire usage d'un remède assez connu dans cette région du Brésil, et qui m'a permis de recouvrer la vue et de me guérir complétement. J'ai jugé alors que je ne pouvais faire autrement que de venir vous mettre au courant de cette merveilleuse découverte, et de vous faire parvenir quelques doses de ce prodigieux remède, avec une instruction sur son mode d'emploi, afin que vous puissiez faire vos expériences. «J'ai tout lieu de croire que l'application du jequirity aux malades atteints de granulations sera couronnée du plus grand succès; jusqu'ici, il n'y a pas un exemple du contraire. » Suivent quelques indications sur le mode d'emploi.

De Weeker eut confiance dans les affirmations de son correspondant. Il expérimenta immédiatement ces précieuses graines, en modifiant cependant, légèrement, la formule populaire du Brésil. Ainsi ce ne fut plus les trente-deux graines pulvérisées et macérées dans un litre d'eau, ce qui fait à peine une solution à 3 1]2 pour 1,000, qu'il employa, mais une solution sensiblement plus forte, puisqu'elle s'élevait à 2 °[$_0$. Ce sont les conclusions de cette première expérimentation que l'on trouve consignées dans le Compte rendu de l'Académie des sciences (1).

« 1. Appliquée en lotions, l'infusion de jequirity détermine rapidement une ophthalmie purulente d'aspect croupal, dont on peut doser, jusqu'à un certain point, l'intensité suivant le nombre de lotions faites.

» 2. Cette purulence se produit avec une promptitude égale à celle des inoculations provoquées par le pus d'une ophthalmie purulente ou

---

(1) *Compte rendu de l'Académie des scieuces*, n° 6, p. 299.

d'une blennorrhagie. Elle peut être poussée, par l'emploi prolongé de lotions, jusqu'à une intensité presque égale à celle d'une ophthalmie inoculée.

» 3. L'ophthalmie factice produite par les lotions avec l'infusion des graines de la liane à réglisse se dissipe dans l'espace de dix à quinze jours, sans aucune intervention thérapeutique, et paraît ne laisser courir aucun danger à la cornée, même lorsque celle-ci se trouve être le siége d'une ulcération antérieure. »

Le signal est donné; les publications sur ce sujet vont se succéder rapidement.

Un élève et ancien chef de clinique de De Wecker, le docteur Moura Brazil, de Rio-Janeiro, publie le second travail sur le jequirity. On le trouve dans les *Annales d'oculistique* du mois de novembre. Ce médecin a, dit-il, entrepris des recherches depuis plus d'un an; s'il n'a pas publié plus tôt le résultat de ses études, c'est qu'il s'est attardé à rechercher le principe actif de la liane à réglisse. De tout temps, écrit-il, on a employé dans les provinces du Céara et au Piauhy ce remède contre les granulations.

Entre le maître et l'élève, la question de priorité soulève une querelle assez vive. De Wecker prétend que sa communication à l'Académie a eu une certaine influence emménagogue sur le mémoire du docteur de Rio-Janeiro. Celui-ci s'en défend et annonce au professeur de Paris qu'il recevra prochainement les lettres de baptême de ce nouveau-né, qui n'est en somme que l'arrière-petit-fils d'un vieux barbon des forêts vierges, très-renommé dans toutes les provinces du nord du Brésil.

Nous croyons volontiers à la bonne foi du docteur Moura. Il est indiscutable qu'il a pu connaître le jequirity avant de Wecker. Mais ce qui est aussi indiscutable, c'est que c'est de Wecker qui le premier en Europe a fait connaître le nouveau remède. Et nous croyons qu'il n'a pas été indifférent à la fortune de ce nouveau venu en thérapeutique d'être lancé par le professeur de la rue Cherche-Midi.

La question du jequirity est désormais à l'ordre du jour de l'ophthalmologie. En Italie, en Espagne, aux États-Unis, en Belgique, en France, les travaux sur ce sujet ne se font pas attendre.

Moyne et Simi, dans le *Bolletino d'oculistica,* en Italie, contrôlent les faits avancés par de Wecker. Terrier, à la Société de chirurgie, fait un rapport sur un travail favorable au jequirity du docteur José Cardozo, de Rio-Janeiro. Il communique en même temps quelques expériences personnelles tout à fait négatives. Il attribue son insuccès au mode d'emploi défectueux recommandé en France. Mais, dans une communication ultérieure, il revient sur son jugement un peu hâtif et admet l'utilité du jequirity dans certains cas. (*Progrès médical*, juin 1883.)

De cette multiplicité de travaux ne jaillit pas la lumière. L'un affirme et l'autre nie. Celui-ci donne le jequirity comme un spécifique des granulations; celui-là nous le signale, non-seulement comme inutile, mais encore comme dangereux.

Le docteur Terson, de Toulouse, communique à la Société de médecine de cette ville une série de belles observations qui confirment les bons effets du jequirity (relatées dans l'excellente thèse du docteur Bernard.)

En Espagne, le docteur Osio présente trois malades à l'Académie chirurgicale de Madrid; chez tous les trois, l'arbol del Rosario a produit des accidents graves. Peu de temps après, le docteur Alcon publie dans el *Geniomedico-quirurgico* l'histoire de 39 malades : 19 sont absolument guéris, 9 sont bien soulagés, 11 ne retirent aucun résultat, ni en bien, ni en mal. La plupart des malades du docteur Alcon, soit dit en passant, présentaient, en même temps que des granulations, des complications du côté de la cornée.

En Belgique, la terre classique des granulations, Deneffe, membre titulaire de l'Académie de médecine, relate ses expériences. Il nie presque les effets physiologiques de la liane à réglisse. Cependant, chose bizarre, il se sert, dit-il, des mêmes solutions que de Wecker. Il signale des complications survenues sans nombre dans le cours du traitement. Au point de vue thérapeutique, fait capital, les effets obtenus par lui ont toujours été absolument négatifs. Nous pourrions citer encore une longue liste de travaux sur le jequirity : les uns tout à fait défavorables à son emploi, comme ceux des docteurs Carlo Lainati et Nicolini Teodoro, de Milan ; de Bordet, de Lyon, qui relate des observations prises chez Gayet ; — les autres, plus encourageants, tels que ceux du docteur Mazza, traduits des *Annali de quaglino*, par le docteur Sedan, dans lesquels il affirme que presque toujours il a vérifié les assertions de Wecker, et qui contiennent des succès sérieux à l'actif du jequirity.

Il faudrait ajouter encore la relation de dix observations publiées par Tachard, médecin militaire en Algérie, parmi lesquelles il compte neuf succès. Il faudrait aussi mentionner le travail de Dujardin, de Lille, qui, à la vérité, n'a obtenu que des demi-résultats.

Lorsqu'on lit sans parti pri tous ces documents, on est profondément étonné devant les résultats contradictoires obtenus par les divers expérimentateurs. Pareille divergence d'opinion est difficile à expliquer. Cependant, comme le dit Warlomont, « l'opinion demande à être éclairée. »

Il importe que le praticien sache à quoi s'en tenir sur la valeur d'un moyen si prôné par les uns et si peu estimé par les autres. On ne peut mettre en doute la probité scientifique de personne. Il n'est pas permis de supposer que les auteurs ont eu une autre intention que celle de dire la vérité, et qu'ils ont torturé les faits pour les faire servir à la confirmation d'une idée préconçue.

Mais que penser, par exemple, des affirmations si contraires de De Wecker et de Derreffe ?

Le premier nous dit : « Incontestablement, le jequirity produit une ophthalmie purulente croupale.

» Incontestablement, la cornée ne court aucun risque pendant l'évolution de l'ophthalmie jequirityque.

» Incontestablement, le jequirity guérit les granulations. »

Le second nous déclare, sur un ton non moins affirmatif, que l'inflammation produite par le jequirity est variable suivant le sujet, nulle parfois;

Que l'ophthalmie jequirityque s'accompagne souvent de douleurs très-vives et n'est pas sans danger pour la cornée; que le jequirity ne guérit pas les granulations.

Evidemment les causes d'un pareil désaccord ne peuvent venir que de trois sources : ou les produits qui ont servi à l'expérimentation étaient altérés, ou le mode d'emploi a été défectueux, ou, enfin, les sujets des expériences ont été mal choisis. Chaque auteur donne les conclusions qui lui sont inspirées par les faits qu'il a observés. Mais remontons à la source, vérifions les observations, et il nous sera souvent facile de comprendre comment on a pu obtenir des résultats si contradictoires.

En effet, les expérimentateurs que nous avons cités ont voulu bien souvent modifier les formules et le mode d'emploi du remède, souvent aussi ils ont été peu attentifs au choix de leurs sujets. Il est probable que, si tous s'en étaient tenus aux conseils donnés par de Wecker, beaucoup d'insuccès auraient été évités.

Lorsqu'on emploie une médication nouvelle, on devrait, il nous semble, s'en tenir aux indications de ceux qui l'ont déjà expérimentée; on devrait, pour en vérifier les résultats, se mettre absolument dans les mêmes conditions.

De Wecker les indiquait nettement. Il conseillait, après avoir reconnu que la solution qu'il avait employée dans ses premiers essais à 4 pour mille était un peu faible, une solution à 2°/₀. Il fallait continuer l'application du remède trois fois par jour, jusqu'à la production d'une forte ophthalmie purulente.

De plus l'oculiste de Paris posait clairement les indications du remède : « Il faut, disait-il, agir sur des granulations tout à fait chroniques, sans état inflammatoire plus ou moins aigu, sur des granulations sèches ou avec sécrétion modérée, sur des granulations vraies néoplasiques, en un mot sur le trachôme. »

Au lieu de suivre ces conseils, nous voyons la plupart des expérimentateurs malheureux agir presque toujours à leur guise. Le docteur Osio, par exemple, présente, en février 1883, à l'Académie chirurgicale

de Madrid, un malade en plein traitement, chez lequel on n'avait pas
pratiqué les lotions, ayant les paupières renversées, qu'on avait soumis
à de simples instillations, et qui n'était pas atteint de granulations
tout à fait chroniques.

Mécontent de ce résultat, il a employé plus tard une pommade avec
30 gr. de vaseline pour 1 gr. de poudre de jequirity. Cette fois, chez
les trois malades ainsi traités, les résultats ont été désastreux : l'un a
eu une panophthalmie, l'autre une perforation étendue de la cornée,
et le troisième une opacification notable de cette membrane.

Dujardin (de Lille) s'est borné à lotionner une fois par semaine les
yeux de ses malades ; aussi n'a-t-il obtenu que peu d'effets. Les granulations n'ont pas été modifiées, et, pour lui, le jequirity n'a d'utilité
que contre le pannus, par son pouvoir éclaircissant.

Gayet (de Lyon) a ordinairement employé une solution faible, à
0,30 %. Il n'a pas toujours agi sur des malades ayant des granulations vraies, ou bien, lorsqu'il a eu affaire à des trachomateux, ils
n'étaient pas dans les conditions de chronicité et d'atonie demandées
par de Wecker.

Lorsque l'oculiste de Lyon a employé la solution à 1 %, il l'a toujours fait immédiatement précéder de lotions avec la solution à 0,30 %.
Ne pourrait-il pas se faire que cette première lotion faible jouât dans
la conjonctive un rôle analogue à celui des vaccinations avec un virus
atténué, ayant pour effet de rendre l'œil moins susceptible à l'action
des solutions fortes ? Nous avons affaire ici à un microbe : pourquoi
n'agirait-il pas, dans ce cas, comme le microbe du charbon dans les
vaccinations pasteuriennes ?

Que penser des résultats obtenus par Deneffe ? Ils sont bien surprenants. Cependant ce médecin s'est servi, nous dit-il, des deux solutions
recommandées par de Wecker, et *l'inflmmation qu'il a obtenue a été
variable suivant les sujets, nulle chez deux jeunes filles qui en ont fait
usage pendant plusieurs semaines, sans aucun résultat.»* Nous admettons, à la rigueur, que les expérimentateurs aient obtenu des effets
thérapeutiques différents. Mais une pareille différence peut-elle se

rencontrer dans les résultats physiologiques ? «Les deux infusions se valent», nous dit encore le médecin de Gand. Ainsi, avec une solution à 4 pour 1,000 et à 2 %, il n'a pas constaté de différence. Ce n'est qu'en Belgique qu'on a obtenu un pareil résultat. Tous ceux qui ont employé le jequirity, partisans ou non du nouveau remède, ont affirmé que les effets physiologiques sont proportionnés à la dose employée. Ce n'est qu'en Belgique qu'on a pu impunément lotionner avec une solution à 2 % des yeux pendant plusieurs semaines. Il suffit d'avoir vu une seule fois l'intensité inflammatoire provoquée par par la liane à réglisse pour affirmer que la fonte et l'évidement de l'œil ne se feraient pas attendre des semaines, si l'on continuait à employer le même traitement. Mais ce n'est pas tout : de Wecker, Moura Brazil, Alcon, Mazza, Terson, Tachard, Dujardin, ont constaté un éclaircissement du pannus sous l'influence du jequirity. «Deneffe a vu, au contraire, une kératite vasculaire transformée en pannus crassus.» Pour tout le monde, le trachôme est l'indication capitale du jequirity. Deneffe explique l'insuccès de ce moyen, en Belgique, précisément parce qu'il a eu affaire à des trachomateux; tandis qu'au Brésil, il peut donner des résultats dans le traitement des folliculites ou des papillites succédant à des ophthalmies purulentes.

Pour peu que Deneffe eût continué ses études sur ce sujet, il aurait découvert, nous en sommes persuadé, que l'ophthalomie jequirityque, non-seulement ne guérit pas le trachôme, mais encore y donne naissance.

Ce rapide aperçu historique nous apprend que le jequirity n'a donné de bons résultats que dans certaines conditions. Nous allons, dans les chapitres suivants, essayer de les déterminer.

DEUXIEME PARTIE

DU JEQUIRITY

SON EMPLOI ET SON ACTION

Le jequirity (*Abrus precatorius*) est une plante de la famille des légumineuses, tribu des papilionacées. En France, on le connaît sous le nom de *liane à réglisse ;* en Espagne, sous celui d'*arbol del Rosario.* Pour Le Maout et Decaisne, cet arbuste, originaire de l'Afrique et de l'Asie tropicale, n'a été transplanté que plus tard en Amérique. Moura Brazil, au contraire, affirme que cette plante a existé de tout temps au Brésil et qu'on l'a rencontrée au centre des forêts vierges. La médecine populaire du nouveau monde a toujours fait un grand usage de cette plante. De temps immémorial, sa graine a été utilisée dans les maladies des yeux; ses feuilles, dans les affections catarrhales, et sa racine, enfin, par ses principes édulcorants, a été employée au même titre que la réglisse de nos pays.

Le fruit du jequirity est une gousse de 7 à 8 centimètres de long, s'ouvrant par deux valves, divisée en autant de loges qu'il y a de graines. Celles-ci, très-dures et luisantes, ont une couleur rouge corail avec un hile noir. Elles servent à faire des bracelets, des chapelets et autres parures très-répandues en Orient.

Quand on brise les graines, l'épisperme se sépare facilement de l'amande. Par la mouture, on obtient une poudre assez grossière, qui a une odeur vireuse et semble avoir une action irritante sur les muqueuses.

Dès que l'attention du monde scientifique a été appelée sur le jequi-

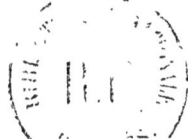

rity, on a cherché à connaître le principe actif de sa graine. «Un produit cristalisé, que la maison Rigaud avait fait extraire de la liane à réglisse, fut tout d'abord essayé en instillation et en injection sous-cutanées à la clinique du docteur de Wecker, mais sans qu'on pût observer aucune action particulière. » (*Comptes rendus des séances de l'Académie des sciences.*)

M. Mello e Oliveira a retiré du jequirity une huile essentielle et des principes résineux blancs et verdâtres. Moura Brazil a expérimenté tous ces produits; il a trouvé que le principe de couleur verdâtre agit comme l'infusion ou la macréation, mais donne lieu à une inflammation moins intense.

M. Joly, dans le laboratoire du professeur Crolas, à Lyon, a isolé :

1° Un liquide jaune brun, qui présente tous les caractères des huiles fixes;

2° Une substance visqueuse, qui possède une coloration brune et une odeur très-vireuse. Cette substance est soluble dans l'eau et l'alcool. Bordet a essayé ces produits sur des lapins ; ils se sont toujours montrés complétement inactifs.

Les investigations micrograhiques ont été plus heureuses que les recherches chimiques. De Wecker, après ses premières expériences sur le jequirity, cherchant à s'expliquer le mode d'action de ce nouveau remède, avait émis, devant ses élèves, l'idée de la présence d'un microbe dans ses solutions.

Il écrivit à Sattler, qui avait récemment donné une description du microbe du trachôme, pour le prier de porter ses recherches sur ce point. L'hypothèse de De Wecker fut bientôt confirmée, et les travaux du professeur d'Erlangen couronnés d'un plein succès. En effet, quelques mois après, ce dernier publiait, en mai 1883, un article important dans le journal *Klinische Monatsblætter*, intitulé : *de la Nature de l'ophthalmie jequirityque ; une nouvelle maladie infectieuse*. Et un opuscule, fait en collaboration par Sattler et de Wecker, nous donnait les renseignements suivants sur le jequirity et son microbe :

« Si l'on examine le macéré de jequirity aussitôt après la filtration, on trouve seulement quelques bacilles et des spores ; mais, plusieurs heures après, le nombre des bâtonnets est devenu considérable. Ils offrent le caractère suivant : ils se présentent sous la forme de petits corps cylindriques plus ou moins allongés et d'inégale épaisseur. Les uns montrent des spores placées, soit à chacune de leurs extrémités, soit dans leur intérieur, au nombre de 2, 3, 4, 5 et quelquefois plus; tantôt ces spores sont unies les unes aux autres, tantôt elles sont séparées et laissent voir entre elles une zone éclairée, ce qui permet de les apercevoir facilement. D'autres bâtonnets sont composés uniquement de spores accolées entre elles. D'autres enfin sont constituées par deux petits bâtonnets réunis par un filament très-fin et s'agitant en sens inverse dans le liquide. Dans ce dernier cas, l'un des deux est quelquefois plus long que l'autre.

On rencontre aussi des bâtonnets ne contenant pas de spores et présentant une longueur et une épaisseur différentes. D'autres enfin affectent la forme d'un battant de cloche.

Le liquide renferme également des spores en assez grand nombre; on en trouve qui sont accolées par 2, 3 et même plus.

Parmi les bâtonnets, quelques-uns sont immobiles ; les autres, et c'est de beaucoup le plus grand nombre, sont animés de mouvements de rotation et nagent avec une grande rapidité dans le liquide. Leurs mouvements sont tellement rapides, qu'on est porté à les expliquer par la présence d'un cil ou flagellum placé au bout des bâtonnets. Leur dimension varie : elle est de 0,8 μ de diamètre sur 2 à 3 μ de longueur. »

Les recherches de Sattler ont été contrôlées en France.

Les *Annales de physiologie* contiennent sur ce sujet un travail considérable de Cornil et Berlioz. Ces deux savants ont non-seulement vérifié l'exactitude des descriptions du professeur d'Erlangen, mais ont encore poussé plus loin leur étude. Ils ont fait des inoculations sur des lapins, des grenouilles et des cobayes; ils sont arrivés à pouvoir nous donner d'intéressants détails sur la façon d'agir du nouveau microbe. Grâce à eux, nous savons que le microbe du jequirity se reproduit et se généralise, dans le sang des animaux à sang froid, avec une rapidité incomparablement plus grande que dans le sang des mammifères. Ils nous ont appris encore que, tandis que l'action locale du microbe du jequirity sur la muqueuse de la conjonctive ne retentit que très-faiblement sur la santé générale, son introduction dans la lymphe et dans le sang détermine des phénomènes généraux suivis de mort chez le cobaye, le lapin, la grenouille et les poissons.

Ils nous ont appris, enfin, qu'une première inoculation amenait l'immunité jequirityque.

Cornil et Berlioz prennent deux grenouilles; ils font à l'une une inoculation avec une solution faible. Au bout de quelques jours, ils font à toutes deux une inoculation avec une solution forte : la première résiste, la seconde meurt.

Nous avons rapporté cette expérience, qui nous paraît très-concluante, parce qu'elle nous permet de classer le microbe du jequirity à côté de tous les microbes connus. Cependant le jour n'est pas complétement fait sur cette question de l'immunité; car nous voyons tous les jours une seconde série de lotions parfaitement réussir, au moins en apparence, sur des yeux qu'un premier traitement aurait semblé devoir rendre indemnes. L'explication de ce fait n'est pas encore connue. Tous les savants qui se sont occupés de microbes ont donné l'immunité produite par une première inoculation comme tellement caractéristique de l'évolution microbienne, qu'il était permis de douter un peu de la spécificité du microbe de la liane à réglisse, en le voyant s'écarter de cette loi. L'expérience de Cornil le fait rentrer dans la loi commune. Le jequirity a donc un microbe absolument semblable à tous les autres, et il ne reste plus qu'à expliquer une exception.

MODE D'EMPLOI

Après avoir parlé des travaux scientifiques faits sur le jequirity, nous devons également dire un mot des recherches plus pratiques dont il a été l'objet. Quel est le meilleur mode d'emploi du nouveau remède ?

Tel est le problème que presque tous les expérimentateurs ont essayé de résoudre. Dans ce but, nous les voyons presque tous varier dans la formule et le mode d'administration du nouvel agent thérapeutique.

De Wecker se servit d'abord de la formule que lui avait indiquée son correspondant brésilien : Triturez 32 graines, faites macérer le produit dans 500 grammes d'eau froide pendant vingt-quatre heures; ajoutez, le jour suivant, 500 grammes d'eau chaude, et filtrez après refroidissement. Le malade pourra aussitôt s'en servir pour se baigner les yeux trois fois dans la journée. Si l'irritation produite devient d'une grande intensité, cela sera suffisant. Dans le cas contraire, le malade devra recommencer la même opération le second jour, et au besoin le troisième, en se servant toujours du même liquide.

Le professeur de Paris ne tarda pas à apprendre, tant par les expériences d'autrui que par les siennes propres, que l'inflammation jequirityque est en rapport avec la force de l'infusion et la durée de son emploi, et qu'en outre elle paraît plus accusée lorsqu'on se sert de solutions faites à froid. Aussi, voulant obtenir des phénomènes plus intenses, recommanda-t-il la solution suivante : faites macérer pendant vingt-quatre heures, dans 500 grammes d'eau froide, 10 grammes de semences décortiquées et bien pulvérisées.

Moura Brazil a employé tour à tour l'extrait obtenu par Mello e Oliveira, à la dose de 0,20 centigr. pour 100 grammes d'eau distillée, et un macéré de 5 grammes de graine pour 100 d'eau froide.

Le docteur Castro Silva a conseillé de maintenir appliquées sur les yeux des malades, pendant plusieurs jours de suite, des compresses imbibées de la solution suivante : 1 gramme pour 700 d'eau froide.

Cardozo a employé une infusion à 1 gramme pour 100.

Alcon, une solution ainsi formulée : arbol del Rosario, 4 grammes, à macérer vingt-quatre heures dans eau distillée, 300 grammes.

Gayet, de Lyon, s'est servi de deux solutions à 0,30 centigr. et 1 gr. pour 100.

Enfin le docteur Osio a adopté une formule particulièrement malheureuse : jequirity en poudre, 1 gramme ; vaseline, 30 grammes.

4

La vaseline a pour effet de fixer le jequirity sur la muqueuse et le globe oculaire. Or des expériences ont démontré que le contact de la poudre de cette graine avec la cornée amenait des désordres très-graves. Si l'on insuffle, par exemple, de la poudre de jequirity dans l'œil d'un lapin, comme on insuffle du calomel, on ne tarde pas à voir se déclarer une ophthalmie très-intense, terminée le plus souvent par une fonte de l'œil.

La formule, croyons-nous, qui est le plus à conseiller, est celle de 1 gr. de graines pour 100 gr. d'eau, qui doit être préparée avec des graines débarrassées de leur épisperme; car, contrairement à ce qu'annonce Bordet dans sa thèse, « une infusion faite avec l'amande seule, ou avec l'épiderme seul, n'est pas active. » Il est prouvé par les expériences de Sattler, de Cornil et Berlioz, que l'épisperme n'a absolument aucune vertu.

On peut donc formuler de la façon suivante :

Graines décortiquées et pulvérisées de jequirity, 1 gr., à macérer pendant 24 heures, dans eau distillée froide, 100 gr. Filtrez.

Cette préparation agit avec une intensité bien suffisante. Elle est en quantité assez minime pour qu'elle soit rapidement achevée, ce qui l'empêche de perdre de sa valeur en vieillissant. Enfin elle est filtrée; on n'a donc plus à craindre le contact de parcelles de jequirity avec la cornée, et cette filtration ne lui enlève absolument rien de sa force. M. Galtié nous avait fait cette remarque; nous avons été heureux de la voir confirmée par Cornil et Berlioz.

Si nous nous sommes laissé aller à donner ces quelques détails sur la préparation, c'est que nous attachons une grande importance au choix de la formule et aux soins qu'il faut avoir du remède une fois préparé.

Il ne faut pas oublier que nous avons affaire ici à un agent d'une nature toute spéciale. C'est un remède vivant que nous avons entre les mains, et les êtres qui le composent évoluent et se transforment incessamment. Telle solution qui est bonne aujourd'hui sera médiocre demain, et d'un effet nul dans trois jours.

Sattler, Bordet, Cornil et Berlioz, ont étudié les modifications que subit une macération de jequirity.

Voici ce qu'ont observé les auteurs de l'article des *Annales de physiologie :* « La macération de jequirity récemment préparée est trouble et laisse déposer des flocons blanchâtres; peu à peu elle change de teinte et devient jaunâtre, puis verdâtre. Le trouble disparaît lentement et le liquide prend une coloration verdâtre sale, qui diminue peu à peu d'intensité à mesure qu'il s'éclaircit. Au commencement, il se forme à la surface une pellicule blanchâtre, constituée par de nombreuses petites masses de bâtonnets ; au bout de quelques jours, elle disparaît, et l'on découvre un précipité grenu dans le fond du ballon. »

Les expérimentateurs que nous avons cités ont encore observé que, si l'on examine une infusion qui vient d'être préparée, sans précautions pour éviter l'apport des germes extérieurs, on ne voit rien de particulier, sauf quelques débris de cellules végétales.

Vingt-quatre heures plus tard, on n'aperçoit rien de plus.

Le second jour seulement, on voit des bactéries de volume variable. Le troisième jour, le liquide est divisé en deux zones biens distinctes. Une goutte prise dans la couche supérieure contient des bactéries en très-petit nombre ; la zone inférieure, au contraire, et surtout le dépôt en contiennent une quantité considérable, bien supérieure à celle qui a été observée la veille. Le vingtième jour, les bactéries ne se meuvent presque plus, mais elles sont plus nombreuses.

La solution du jequirity prend surtout, en vieillissant, une odeur assez pénétrante, fort semblable à celle de l'infusion concentrée d'ipéca.

Après avoir indiqué la préparation que nous préférons, il nous reste à dire quelques mots de son mode d'emploi. De même que presque tous les expérimentateurs se sont servis d'une préparation nouvelle, de même ils ont voulu, à peu près tous encore, innover des procédés pour l'appliquer. Depuis les bains locaux, répétés plusieurs jours de suite, jusqu'aux applications espacées d'une semaine, tous les intermédiaires ont été essayés. Les uns ont fait des lotions avec un pinceau, les autres avec une éponge fine. Ceux-ci ont agi sur les paupières fermées, ceux-là sur les paupières renversées.

Le meilleur procédé, croyons-nous, est celui qui consiste à renverser les paupières, comme l'on fait lorsqu'on veut examiner les culs-de-sac, et à lotionner ensuite avec un pinceau trempé dans la solution. Le pinceau doit être fin et souple, en même temps assez volumineux. Il est préférable à l'éponge, parce que les poils qui le constituent s'insinuent mieux dans les inégalités que présente la conjonctive.

Il ne faut pas se contenter de passer le pinceau une seule fois; il faut le promener lentement pendant une ou deux minutes sur la conjonctive. Enfin il faut agiter chaque fois la solution avant de s'en servir.

Ce pansement doit être renouvelé trois fois par jour, et en général pendant trois jours consécutifs. Mais il n'est pas possible de fixer une règle générale sur ce dernier point. Les sujets peuvent répondre plus ou moins à ce moyen thérapeutique et être d'une susceptibilité assez variable. Il faut continuer les lotions jusqu'au moment où l'inflammation paraît suffisamment intense. De Wecker a recommandé de tenir les individus en traitement dans l'obscurité la plus absolue. Cette obscurité a-t-elle une action quelconque sur le développement de l'inflammation, sur l'effet thérapeutique du médicament ou sur les douleurs éprouvées par le malade? Deneffe Gayet, et d'autres répondent négativement. Bordet relate même des expériences faites à ce sujet: il a badigeonné les conjonctives de deux lapins; il en a maintenu un dans une obscurité absolue et l'autre en pleine lumière; il n'a, dit-il, jamais constaté aucune différence dans le degré inflammatoire. Cependant nous pensons que, si l'obscurité n'a pas d'action sur le développement de l'inflammation, elle doit en avoir une sur les douleurs ressenties par le malade.

Les granuleux soumis au traitement par le jequirity évitent le jour et la clarté bien plus encore que précédemment; les rayons de lumière provoquent chez eux des contractions spasmodiques des paupières qui leur occasionnent de vives douleurs.

Aussi, à notre avis, il sera bon, chaque fois qu'on pourra le faire sans trop d'inconvénients, de maintenir les malades dans l'obscurité. Pour cela, on tiendra fermés les volets des appartements dans lequels ils se trouveront, ou bien on garnira leur lit de rideaux foncés comme ceux des cataractés, ou enfin, faute de mieux, on leur donnera la classique visière verte.

Si l'inflammation marche régulièrement, sans trop d'intensité, il est inutile de faire quoi que ce soit au malade pendant l'intervalle des lotions et après le traitement. Mais, si la réaction est trop vive, si les douleurs sont trop intenses, on peut, dans le premier cas, appliquer sur les yeux des malades un linge fin, trempé dans une solution boratée à 2 %, comme le recommande de Wecker, ou dans une solution légèrement phéniquée, comme l'a fait M. Galtié dans son observation I. Dans le second cas, on peut faire des injections de morphine ou, plus simplement, des applications fréquemment renouvelées de compresses trempées dans l'eau chaude. Nous avons vu employer ce dernier moyen dans le service de M. Pleindoux, à Nîmes. Il produit le double effet d'empêcher la stagnation du pus dans la conjonctive et de calmer la douleur.

MODE D'ACTION

L'application du macéré de la graine de liane à réglisse est suivie d'abord d'une série de phénomènes que l'on peut désigner sous le nom d'*effets physiologiques*. Nous allons rapidement les énumérer. Sans avoir la prétention, au moins pour le moment, d'expliquer le mécanisme de l'action du jequirity, nous pouvons affirmer qu'il produit une inflammation, dans laquelle nous constatons les trois périodes d'irritation, de suppuration et de résolution.

1.— La période d'irritation ne tarde pas à se produire ; on la voit apparaître souvent dès la première application de jequirity. On peut observer alors une injection conjonctivale marquée, accompagnée d'un larmoiement très-intense.

Ce larmoiement acquiert parfois une telle abondance, qu'on peut voir la sécrétion des glandes lacrymales s'écouler goutte à goutte sur la joue des malades. Il survient aussi en même temps de la rougeur et un gonflement œdémateux des paupières.

A ces phénomènes locaux s'en ajoutent bientôt de généraux : le patient éprouve du malaise, de la fièvre, des nausées et même des *vomissements* (Bordet). L'appareil fébrile n'est cependant pas bien exagéré, et on n'a jamais constaté une température au-dessus de 39°. Les douleurs, contrairement aux affirmations de De Wecker, sont quelque fois très-intenses.

Limitées le plus souvent à la région périorbitaire, elles peuvent occuper la moitié de la tête ou celle-ci tout entière. Ces douleurs sont parfois assez vives pour plonger le malade pendant plusieurs nuits de suite dans une insomnie très-pénible. Elles n'ont pas de caractères particuliers ; comme toutes les douleurs inflammatoires, elles sont pulsatives, lancinantes et exagérées par le mouvement ou le contact. Cette première période dure en général trois ou quatre jours, sans qu'il soit permis de lui fixer une durée mathématique. De nombreuses conditions, en effet, peuvent en faire varier la durée et l'intensité. Pour en indiquer quelques-unes, mentionnons : le titre de la solution, le nombre de lotions, l'âge, le tempérament des sujets, enfin la nature de la lésion que l'on traite.

Nous n'insistons pas sur les deux premières ; ce que nous savons déjà sur les propriétés de l'infusion de jequirity nous suffit pour les expliquer. L'expérience a appris que, d'une façon générale, les personnes jeunes sont plus sensibles à ce moyen que les personnes avancées en âge. Terson, de Toulouse, a prouvé que les individus scrofuleux sont beaucoup plus impressionnables que les autres. Enfin on a constaté, dès le commencement, que le trachôme est le champ le plus favorable au développement de l'inflammation jequirityque.

2. — La seconde période, ou période de suppuration, commence le troisième ou le quatrième jour. L'écoulement conjonctival, d'abord aqueux, est devenu séreux et séro-purulent ; il conserve quelquefois

cet état pendant toute la durée de cette période, mais le plus souvent il devient franchement purulent. Le pus épaissi s'étale alors sous forme de membranes croupales, assez semblables aux fausses membranes que l'on constate dans l'ophthalmie pseudo-membraneuse de Bouisson. Ces membranes tapissent la totalité de la conjonctive et y adhèrent assez fortement. Si on les détache avec une pince, le point d'implantation apparaît rouge et tuméfié, mais rarement saignant.

La durée de cette seconde période est encore plus difficile a délimiter que celle de la première. Elle est en général d'autant plus longue qu'elle a apparu de meilleure heure.

Les douleurs, pendant la période de suppuration, sont très-peu marquées ou même ont disparu complétement; de telle sorte que l'on est assez étonné de voir des malades, avec des yeux dans un état inflammatoire des plus prononcés, ne se plaindre en aucune façon.

A cette période, si l'on écarte les paupières, la cornée apparaît dans un état de purulence qui peut inquiéter, à juste titre, le praticien qui n'est pas prévenu. Grise dans toute son étendue, encadrée d'un chémosis intense, la cornée a perdu toute sa transparence. Il semble que cette membrane ne va pouvoir résister plus longtemps à la pression des liquides qu'elle contient, et qu'un évidement de l'œil, avec toutes ses désastreuses conséquences, est imminent.

Cet état alarmant de la cornée dure plusieurs jours. Il n'est pas rare à ce moment de voir une multitude de petits vaisseaux s'avancer de la périphérie au centre, comme si un vaste pannus allait s'établir.

Nous signalons d'une façon toute particulière cet état de la cornée. La plupart des auteurs sont muets sur ce point, et cependant l'expérimentateur doit être prévenu que ces symptômes inquiétants disparaissent en général sans laisser aucune trace.

3.— La période de résolution commence vers le dixième jour. Le malade ne ressent plus aucune douleur ; il ouvre facilement les yeux. Il n'a plus cette sensation de gravier qui incommode si fortement le granuleux. Le gonflement et la rougeur des paupières disparaissent simultanément. Le larmoiement cesse ou est considérablement dimi-

nué. Il cesse dans le cas où les points lacrymaux sont intacts et fonc-
tionnent bien ; il est diminué dans le cas où les points et canaux lacrymaux sont plus ou moins oblitérés. Car le jequirity n'a eu pour action
évidemment que de faire disparaître les causes d'irritation qui ame-
naient une hypersécrétion lacrymale.

La cornée s'éclaircit; elle passe successivement d'une teinte foncée
à une teinte plus pâle, pour revenir, d'opaque qu'elle était, à un état
complet de transparence. Les petits vaisseaux conjonctivaux se résor-
bent; ils semblent n'avoir eu pour action que de protéger la cornée
et de lui fournir un apport de sang supplémentaire, pour lui permettre
de résister au travail de destruction auquel elle semblait vouée. Vingt
jours après le début du traitement, tous les effets physiologiques du
jequirity sont produits. Il n'en est pas de même des effets thérapeu-
ques; car, au bout de vingt jours, les granulations traitées par le
macéré de liane à réglisse, quoique transformées, n'ont souvent pas
encore complétement disparu; on voit le travail de résolution du trachôme se poursuivre longtemps après que tout phénomène inflamma-
toiré a cessé. Il semble que cet élément néoplasique a été atteint dans
sa vie et qu'il subit lentement le travail de régression auquel est soumis tout élément anatomique privé de ses moyens d'existence.

De pareils résultats sont bien surprenants; cherchons à nous les
expliquer. Le clinicien peut se contenter de considérer le jequirity
comme un agent éminemment propre à produire une inflammation
substitutive. Il trouve en lui les qualités presque idéales que réclame
ce genre de médication. La pathologie générale a toujours enseigné
qu'une inflammation chronique cède souvent à une inflammation aiguë. Mais cette méthode de traitement présente une sérieuse difficulté :
on n'est jamais sûr, lorsqu'on produit une inflammation artificielle,
d'atteindre ou de ne pas dépasser le but. L'inflammation jequirityque a un cycle d'évolution bien connu; on peut à l'avance prévoir et
doser, pour ainsi dire, l'inflammation que l'on veut produire. Ces
propriétés peuvent faire considérer le jequirity comme le type des
agents de la méthode qui a pour but de substituer une inflammation
éphémère à une inflammation chronique.

A une époque peu reculée de nous, sans approfondir davantage et rechercher le principe actif de cette étrange graine, on se serait contenté de cette épithète pour caractériser ce précieux moyen thérapeutique. La science moderne pousse plus loin ses investigations. Elle cherche à expliquer le pourquoi des choses ; elle veut connaître le principe actif chimique ou organique qui explique d'une façon rationnelle les résultats que l'on obtient. Depuis déjà quelques années, les savants ont tourné leur esprit vers des horizons tout nouveaux. Ils ont découverts tout un monde jusqu'alors inconnu, monde qui semble jouer un rôle prédominant dans les phénomènes thérapeutiques et pathologiques.

Les découvertes de Raspail, de Pasteur, de Béchamp et de tant d'autres, trouvent leur application dans l'interprétation des effets du jequirity. Sattler, nous l'avons vu, a découvert un microbe dans l'infusion de liane a réglisse et nous en a donné la description. Peut-on aujourd'hui s'occuper du jequirity et ne pas faire jouer un rôle important aux organismes inférieurs, dans l'explication des phénomènes qu'il produit. Nous ne le pensons pas ; il faudrait y mettre du parti pris. Sans se laisser entraîner par l'engouement de nos jours, qui veut à tout prix faire intervenir des bactéries, des micrococci ou des bacilles dans toute question de pathologie, il ne faut pas, quoiqu'il y est abus réel, se déclarer antimicrobien sans raison. Il faut, au contraire, accepter volontiers cette explication, car elle constitue un immense progrès, chaque fois qu'elle se présente avec toutes les garanties désirables.

Si, parmi les innombrables microbes qui ont été décrits ces dernières années, il en est dont l'existence est bien hypothétique, il n'en est pas de même pour celui du jequirity.

Il faut vouloir contredire quand même pour ne ne pas l'admettre, et ne pas expliquer par sa présence les phénomènes que l'on constate. Ainsi, dans la thèse de Lyon, Bordet n'admet pas le microbe et pense que le jequirity agit plutôt par un alcaloïde ou une essence (qu'on cherche encore).

Il donne à l'appni de son opinion des raisons qui ne nous paraissent pas précisément heureuses et qui sont, en tout cas, en contradiction avec ce qu'il nous dit avoir vu.

« M. Sattler, dit Bordet (page 30), à notre avis n'a pas démontré qu'il y eût dans le jequirity un microbe que l'on puisse cultiver à l'état de pureté dans des milieux artificiels, de manière à le retrouver toujours avec les mêmes propriétés spéciales qu'on s'est plu à lui accorder. » Bordet (page 27), nous rendant compte de ses recherches, nous dit : « Le microscope révèle, dans les infusions, la présence de débris de cellules végétales, des micrococci légèrement teintés en brun, isolés, mais plus souvent réunis par deux, trois ou quatre, et de quelques bactéries solitaires ou en petits essaims. Par conséquent, nous pouvons admettre que, dans toute infusion de jequirity, il existe un certain nombre de micrococci dont les germes procèdent de la graine. »

Donc, premier point : les bactéries existent. Second point : peut-on les cultiver à l'état de pureté dans des milieux artificiels, de manière à les retrouver toujours avec les mêmes propriétés ?

C'est Bordet qui répond encore à cette question. Il nous dit, p. 25 : « Le professeur Allemand s'est livré à la culture de ce bacille, et a prouvé qu'avec les seuls produits de ses cultures il arrivait à provoquer l'ophthalmie jequirityque, tandis que l'infusion stérilisée (sans bacille) n'exerçait plus aucune action sur la muqueuse. » Sattler a fait ses cultures dans les infusions artificielles les plus variées : bouillons, urine, infusions de pois et de gélatine, de foin et de gélatine, etc.

L'auteur de la thèse de Lyon s'efforce de trouver encore quelques raisons pour rejeter l'action microbienne du jequirity. Il dit par exemple : « Essayée à plusieurs reprises, l'infusion semble avoir son maximum d'énergie le premier jour, alors que l'examen microscopique ne révèle encore rien dans son intérieur. Cette investigation est peu favorable à l'hypothèse microbienne, puisque l'infusion produit son maximum d'effet alors qu'elle n'est pas encore peuplée de microbes. »

Les microbes ne sont pas le premier terme de cette génération.

M. le professeur Béchamp nous apprend que les microbes sont précédés par des granulations à caractères particuliers, qu'il appelle *microzymas.* Nous admettons que l'infusion produise son maximum d'effet alors qu'elle n'est pas encore peuplée de microbes ; mais elle contient des microzymas, qui évoluent dans la conjonctive et qui donnent précisément leur maximum d'action, parce qu'ils sont à l'état naissant.

Pour nous, il ne peut y avoir aucun doute sur ce point. Le jequirity agit par les micro-organismes qu'il contient. Les expériences de Sattler, Cornil et Berlioz, le démontrent péremptoirement. Comme preuve irréfutable, on peut dire que l'infusion perd toutes ses vertus alors qu'elle a perdu ses microbes. Si l'on soumet une infusion de jequirity pendant deux heures à une température de 120°, elle perd toute son activité. Nous pourrions relater d'autres preuves fournies par Cornil et Berlioz, dans un sens qui nous éloignerait un peu de notre sujet. Nous préférons en rester là et donner, comme un dernier argument en faveur de l'action microbienne du jequirity, son action thérapeutique elle-même.

La clinique, en effet, nous apprend que la liane à réglisse produit surtout des résultats remarquables lorsqu'on l'emploie au traitement des granulations vraies.

Pourquoi cette spécificité d'action ?

Les travaux de Haab, de Sattler, de Krause, de Max Peschel, nous en donnent la raison : c'est que la granulation vraie, ou trachôme, a son microbe comme le jequirity. Il s'établit une lutte entre ce micro-organisme, lutte terrible ; car, ainsi que nous le dit Duclaux, « quand on étudie les infiniment petits, on s'aperçoit que nul au monde ne montre mieux l'exemple de la lutte pour l'existence. Ici, mieux encore que dans le domaine des êtres supérieurs, l'espèce la plus forte et la plus favorisée écrase la plus faible. » Ce fait de la présence d'un microbe dans la lésion, en même temps que dans l'agent thérapeutique qui doit la combattre, ne doit point nous échapper. Il a une haute portée en pathologie générale, il confirme le fait, déjà avancé par certains savants, de l'antagonisme des organismes inférieurs.

Cet antagonisme du microbe du jequirity et de celui du trachôme, nous explique les résultats tout différents obtenus par la liane à réglisse dans le traitement de lésions conjonctivales cependant assez semblables. Nous connaissons, dès lors, la cause des résultats magnifiques obtenus par ce moyen, chaque fois qu'on s'adresse à des granulations vraies, et, au contraire, des résultats insignifiants lorsqu'on l'emploie au traitement de lésions purement inflammatoires.

Cette dernière considération nous montre toute l'importance qu'il y a à savoir, d'une façon précise, à quelle maladie on a affaire chaque fois qu'on veut employer le jequirity.

Si ce nouveau remède constitue, sans contredit, le moyen le plus rapide, le moins dangereux, le plus efficace, pour combattre le trachôme, il n'est cependant pas une panacée. Nous ne voulons pas, parce que nous possédons le jequirity, supprimer d'un coup tous les agents thérapeutiques autrefois mis en usage dans le traitement des maladies de la conjonctive; il suffit à la gloire du remède brésilien de guérir une lésion dont l'intérêt clinique, dit Gosselin, se résume par cette notion : une longue durée et une longue résistance du mal.

Dans la troisième partie de notre travail, nous allons précisément étudier cette maladie. Nous la décrirons et nous en ferons soigneusement le diagnostic. Mais tout ne sera pas fait quand nous connaîtrons bien la lésion que nous devons combattre: il nous restera à poser les indications et les contre-indications du nouveau remède, car il faut nous rappeler ce principe, qui doit guider constamment le praticien : Ce n'est pas la maladie que nous devons traiter, mais le malade.

TROISIÈME PARTIE

DES GRANULATIONS VRAIES, OÙ TRACHOME

La maladie qui nous occupe est connue depuis fort longtemps. Gallien, Aétius, Paré, en parlent dans leurs écrits.

Cependant, soit que ces auteurs aient été mal compris ou que la maladie soit devenue plus rare, les médecins du XVIIe et du XVIIIe siècle la passent presque absolument sous silence.

Il faut arriver au commencement de notre siècle pour trouver de nouveaux documents sur cette question.

Les épidémies terribles qui sévirent dans les rangs des armées françaises, belges et hollandaises, attirèrent l'attention des médecins et firent éclore une série de publications.

En France, Velpeau, Carron du Villars, Ragnetta; en Belgique, Fallot, Degouzée, Condé, se livrèrent à de mémorables discussions.

Mais ces auteurs, tout en étudiant à fond les ophthalmies, ne se sont point attachés à les diffiérencier. Les granulations, en particulier, n'ont été considérées que comme des produits inflammatoires, prenant seulement des caractères variables suivant les éléments de la conjonctive sur lesquels elles se développaient. Gosselin lui-même, dans le *Dictionnaire de médecine et de chirurgie pratiques*, commet la même confusion. Il considère les expressions: ophthalmie granuleuse, conjonctivite granuleuse, trachôme, granulations palpébrales, comme synonymes.

Le chirurgien de Paris a parlé seulement au point de vue clinique. Or, à l'époque où il écrivait, le mot granulation signifiait saillie appréciable et lésion d'origine inflammatoire essentiellement chronique et rebelle. Il était peu important de savoir si l'on avait affaire à une saillie papillaire, folliculaire ou néoplasique, puisque la thérapeutique était la même.

Cette confusion, qui avait peu d'importance alors, en a une plus grande de nos jours, puisque nous possédons un moyen très-puissant pour combattre les granulations vraies, tandis qu'il est à peu près inefficace contre les fausses granulations.

Il serait bon d'adopter complétement le vieux mot de trachôme, comme l'ont fait les auteurs allemands, chaque fois qu'on aurait affaire à des granulations néoplasiques, afin que la méprise ne fût plus possible. Au point de vue qui nous occupe, la distinction est capitale, car du diagnostic dépend le résultat du traitement.

Warlomont, dans le Dictionnaire de Déchambre, définit le trachôme: *Un produit néoplasique naissant de toute pièce dans l'épaisseur du tissu conjonctival, ou transformant en tissu néoplasique certains éléments normaux de la conjonctive, et spécialement les corpuscules lymphoïdes.*

Les découvertes de Haab, Weisser, Sattler, ne nous permettent plus aujourd'hui d'adopter cette définition, puisque nous savons que le trachôme ne naît pas de toute pièce, mais qu'il est un produit spécifique du processus trachomateux.

Nous savons qu'on peut le transmettre de l'homme à l'homme, en inoculant à la conjonctive le produit d'une culture de micrococcus déjà deux fois transporté dans un liquide stérilisé. Nous savons, enfin, que les micrococci sont les véhicules, peut-être aussi les générateurs, de la substance infectante, et que le trachôme est une maladie infectieuse locale.

Ces découvertes récentes nous donnent l'explication de faits déjà connus cliniquement, tels que la contagion de la maladie, et éclaircissent d'un jour tout nouveau l'étiologie de cette lésion. On comprend très-bien maintenant qu'un individu ne puisse devenir granuleux que s'il a été en contact avec des granuleux. Certes les conditions de tempérament, de milieu, jouent encore un rôle, mais un rôle secondaire. La cause efficiente est le parasite du trachôme; c'est la semence qui demande un terrain favorable pour évoluer. Ce terrain favorable, il le trouvera chez les gens débilités, alcooliques, malpropres. Ces trois conditions de débilité, d'alcoolisme, de malpropreté, sont en général le triste apanage du pauvre. Aussi est-ce sur des individus en proie à la double misère physiologique et pécuniaire que nous trouvons les lésions trachomateuses.

La profession joue un rôle dans l'étiologie. Elle peut agir de deux façons, sur l'état général et sur l'état local : dans le premier cas, comme cause de débilitation ; dans le second, comme cause d'irritation permanente.

L'âge paraît avoir peu d'influence sur le développement de la maladie ; cependant on la constate plus souvent chez les adolescents et les adultes que chez les enfants.

Les tempéraments scrofuleux sont-ils plus prédisposés au trachôme ? Les avis sont partagés, mais nous ne serions pas éloigné de le croire : d'abord, pour cette raison générale que la scrofule est, comme toute diathèse, éminemment débilitante, et, en second lieu, parce que l'expérience de tous les jours nous démontre que les individus scrofuleux sont des sujets d'élection pour certains bacilles, tels que le bacille de la tuberculose.

Or, de la granulation trachomateuse au tubercule, la distance ne nous paraît pas grande. Le microbe de la première ressemble singulièrement à celui de la seconde, et l'ensemble phénoménal qui accompagne l'évolution de tous deux a une ressemblance frappante.

Il nous reste, pour compléter ces notions d'étiologie, à parler de l'influence géologique. On ne rencontre pas de trachomateux dans tous les pays. En Auvergne, dans les Alpes, en Suisse, ils sont inconnus ou très-rares. Au contraire, dans les pays plats, ils abondent, et tout le monde sait que la Belgique est la patrie des granulations. L'influence des conditions telluriques et climatériques, quoique bien connue, n'est pas encore suffisamment expliquée.

Le début de la maladie est insidieux et sans retentissement sur l'état général. Le malade est le plus souvent à peine incommodé ; il ressent quelques démangeaisons dans les yeux.

Le matin, ses paupières sont quelquefois fermées par une sécrétion légère, qui agglutine les cils entre eux. La cornée est intacte; la conjonctive bulbaire n'est pas encore irritée. Aussi le malade, qui est sans crainte et presque sans douleur, ne consulte-t-il pas le médecin, qui a rarement l'occasion d'étudier les symptômes de cette première période.

Le mal évolue ainsi presque inaperçu pendant un certain temps; il progresse cependant toujours. Il gagne du terrain. La conjonctive s'enflamme; si on l'examine, on la trouve injectée, et l'on voit vers les bords adhérents du tarse supérieur des saillies plus ou moins nombreuses, qui tranchent assez sur le fond rouge par leur couleur gris jaunâtre.

Warlomont donne au trachôme les caractères suivants:

1° De se produire toujours sous la forme chronique;

2° De ne s'accompagner d'aucun produit de sécrétion qui lui soit propre;

3° De ne se guérir qu'à la condition de laisser en son lieu et place un tissu cicatriciel, particulièrement rétractile et altérant foncièrement la muqueuse oculaire et sa fonction, à moins qu'une poussée inflammatoire vigoureuse, telle qu'une attaque d'ophthalmie conjonctivale profonde, n'en amène la résorption.

Nous adoptons ces caractères en les modifiant cependant d'après les connaissances que nous fournissent des écrits plus récents.

Oui, le trachôme est une maladie essentiellement chronique.

Mais, comme la tuberculose, à laquelle nous le comparerions volontiers, il présente souvent des poussées aiguës; poussées qui ont pour effet de produire dans la conjonctive des inflammations plus ou moins intenses, comme le tubercule de l'organe respiratoire produit des pneumonies.

Ces poussées, provoquées par des causes banales d'irritation: froid, poussière, travail prolongé à la lumière, libations copieuses, sont caractérisées par une pullulation rapide des granulations, qui peuvent envahir toute l'étendue des culs-de-sac et se propager même jusque sur la conjonctive bulbaire.

Le malade éprouve alors une douleur vive: il a constamment une sensation de gravier dans les yeux, de la photophobie et du larmoiement. Contrairement à ce que dit Warlomont, les secrétions qui se produisent dans le cours du trachôme présentent des caractères spéciaux; car, ainsi que l'affirme Sattler, on trouve constamment dans les sécrétions conjonctivales le microccus qui fait partie de la granulation trachomateuse. Nous signalons ce fait, parce qu'il pourra servir au diagnostic.

L'étude anatomo-pathologique du trachôme présente des difficultés multiples. Il faut le séparer d'abord des éléments, tels que papilles, follicules, qui l'environnent. Il faut ensuite choisir une granulation nouvelle, qui n'a pas perdu sa constitution propre, car nous savons qu'elle subit rapidement la transformation cicatricielle. De Wecker nous dit, en effet : Il y a substitution de tissu cellulaire avec amas de cellules rondes (lymphoïdes?) ; en d'autres termes, la granulation se transforme en tissu cicatriciel.

Un grain trachomateux a une forme arrondie; il fait légèrement saillie sur la conjonctive. Sa base d'implantation ne dépasse jamais la hauteur de la granulation. Il a une coloration rosée ou gris jaunâtre. Il peut être plus ou moins diaphane sans arriver à la transparence. Le trachôme a pour lieu d'élection la conjonctive supérieure. Il se développe par petits groupes et finit par envahir toute la conjonctive oculaire.

Transporté sur un verre porte-objet, un grain trachomateux (*Annales d'oculistique*) nous montre un réseau plus ou moins fourni de capillaires à parois délicates, et une grande quantité de noyaux arrondis et ovalaires (5 à 7 μ) qui, à l'état frais sont homogènes, faiblement opaques et à contours visibles. Ces noyaux sont inclus dans une substance pâle, finement granulée, où l'on découvre quelques granules foncés. A part les capillaires ci-dessus, on n'aperçoit aucune substance de soutien. La dissolution d'un grain spécifique traité par l'acide chromique à 0,1 %, nous montre que la substance finement granulée qui entoure les noyaux apparaît maintenant sous forme de prolongements fins et courts, anastomosés et fixés sur le noyau.

6

On trouve encore un micrococcus très-semblable à celui de la blennorrhée. Les micrococci du trachôme ont une forme invariablement circulaire. Rarement on les rencontre isolés dans les sécrétions; plus souvent ils sont réunis par paire, leurs éléments étant isolés à une certaine distance l'un de l'autre. Le plus fréquemment, ces micro-organismes sont réunis par trois ou quatre, affectant alors une disposition suivant les angles d'un triangle ou d'un rectangle. Le groupe tout entier est entouré d'un foyer clair. Ce groupement est caractéristique pour le trachôme.

Telle que nous venons de la décrire, avec sa forme arrondie, sa couleur gris jaunâtre, sa dissémination vers le bord adhérent du tarse supérieur, avec son microbe, la granulation trachomateuse serait assez facilement reconnaissable. Mais, d'une façon générale, elle ne reste pas dans cet état de simplicité. Les inflammations qu'elle provoque amènent des hypertrophies des éléments de la conjonctive. Les papilles, les follicules, prennent un développement considérable et viennent ainsi singulièrement obscurcir ce tableau.

De Wecker, pour faciliter l'étude des granulations vraies, compliquées de folliculite et de papillite, les divise en simples, mixtes et diffuses.

1° Les granulations simples sont celles qui ne sont pas accompagnées de phénomènes inflammatoires.

2° Les granulations mixtes sont caractérisées par la dissémination de trachômes au milieu des papilles et des follicules enflammés. Mais les caractères de ces différents éléments sont encore suffisamment conservés, et la conjonctive assez intacte, pour qu'on puisse les distinguer les unes des autres.

3° Les granulations diffuses sont constituées par un tel état d'altération de la conjonctive, que toute différenciation est impossible. La conjonctive est indurée, le tarse déformé, la muqueuse transformée en tissu cicatriciel particulièrement rétractile. Il n'est plus possible de distinguer l'agent destructeur au milieu des dévastations produites.

Le trachôme a pour caractère d'altérer profondément son point

— d'implantation. Il ne disparaît que pour être remplacé par une cicatrice indébile. Comme il a une marche envahissante, qu'il finit par occuper toute la conjonctive, toute cette muqueuse arrive à être transformée en tissu cicatriciel, ce qui détermine un certain nombre de complications.

Nous allons rapidement les énumérer. Les lésions secondaires du trachôme peuvent siéger sur les paupières et la conjonctive, ou sur le globe oculaire lui-même.

1° Les paupières, tiraillées par le tissu cicatriciel, perdent leur forme, leur souplesse et leurs dimensions normales.

Il s'ensuit un rétrécissement de l'ouverture palpébrale qui nécessite souvent de la part du chirurgien une intervention spéciale.

Les tarses, usés et déformés, peuvent se luxer en dedans ou en dehors, et donner naissance à un ectropion, à un entropion, à du trichiasis, avec toutes ses fâcheuses conséquences pour la cornée.

La surface humide et veloutée de la muqueuse, remplacée par un tissu rugueux et sec, constitue du xérosis.

Les points et conduits lacrymaux peuvent être envahis par le trachôme, ou au moins tiraillés et déformés; il en résulte un épiphora plus ou moins complet.

2° La cornée, enserrée par une conjonctive déformée, rugueuse et sèche, ne tarde pas à se dépolir. Des vaisseaux venus de la conjonctive bulbaire l'envahissent et constituent un pannus plus ou moins épais.

Enfin des phlyctènes, des ulcères, des staphylômes, peuvent se développer sur cette membrane, qui est le siége d'une irritation permanente. Il n'est malheureusement pas rare de voir toutes ces complications du trachôme amener une perte complète de l'œil et produire une cécité absolue.

Il n'est pas possible de déterminer, même approximativement, la durée de la maladie. En tout cas, c'est par années qu'il faut compter. L'on rencontre fréquemment des granuleux atteints depuis plus de vingt ans. Une fois qu'il a pris droit de domicile, le trachôme ne disparaît que lorsque toute la muqueuse est devenue sa proie, à moins qu'une inflammation intercurrente ne détruise, par sa violence, l'agent morbide lui-même.

Nous arrivons maintenant à un chapitre très-important de cette étude, au diagnostic. Il doit porter sur deux points : 1ª il faut distinguer la granulation vraie, ou trachôme, des granulations fausses, papillites et folliculites ; 2º il faut déterminer le degré auquel est arrivée la lésion, c'est-à-dire chercher si l'on a affaire à des granulations simples, mixtes et diffuses, avec ou sans complications du côté de la cornée.

Nous ne développerons pas ce second point du diagnostic ; ce que nous avons dit de la symptomatologie suffit largement.

Le travail de différenciation auquel nous allons nous livrer doit être fait avec un soin minutieux, car c'est du jugement qui suivra cet examen que naîtront les indications du traitement.

Malgré la ressemblance assez marquée qui existe entre le trachôme, la papillite et la folliculite, il est cependant possible de les séparer d'après des caractères précis, tirés de l'étiologie, de la symptomatologie, de l'anatomie pathologique, de la marche et de la terminaison de la maladie.

1º *Etiologie.*—Le trachôme est une maladie contagieuse. La plupart du temps, les anamnestiques fourniront au praticien de précieux renseignements : le malade vous dira qu'il a été en contact avec des individus atteints du même mal ; que, dans sa famille, dans sa maison, il y a des granuleux. La papillite et la folliculite sont purement inflammatoires, dues simplement à des causes d'irritation.

2º Les symptômes subjectifs éprouvés par le patient sont à peu près semblables dans les trois maladies qui nous occupent ; mais il n'en est pas de même des symptômes objectifs.

Anatomie pathologique. — a) Le trachôme a une forme arrondie ; sa base d'implantation ne dépasse pas sa hauteur, et les grains trachomateux sont séparés par de profonds sillons.

Le follicule hypertrophié a une forme ovale, et sa saillie au-dessus de la conjonctive est moins abrupte.

Les papilles hypertrophiées ont une forme allongée et présentent de grandes inégalités ; ce sont de véritables villosités.

b) Le trachôme et le follicule ont une coloration gris jaunâtre ou gris rosé; mais le premier a une transparence que n'a pas le second. La papille. riche en vaisseaux, a une teinte carminée.

· *c*). Le trachôme a pour lieu d'élection le bord adhérent du tarse supérieur. Le follicule se rencontre surtout dans le cul-de-sac inférieur. Les papilles sont disséminées sur toute l'étendue de la conjonctive.

d) Le trachôme a un microbe qu'on ne trouve pas dans les autres granulations. Cet élément de diagnostic est précieux; malheureusement il n'est pas susceptible d'être recherché par tout le monde.

Marche et terminaison.—Le trachôme est une affection essentiellement chronique; la papillite et la folliculite ont en général une marche aiguë. La granulation trachomateuse est remplacée par du tissu cicatriciel ; les granulations folliculaires et papillaires disparaissent sans laisser de trace. A ces différents moyens de diagnostic on pourrait, sans aucun inconvénient, en ajouter un dernier, qui serait l'épreuve thérapeutique. De même que l'on emploie l'iodure de potassium pour éclaircir le diagnostic douteux de certains néoplasmes, de même on pourrait employer le jequirity pour faciliter le diagnostic des granulations.

Ce que nous avons dit sur la chronicité et les complications désastreuses du trachôme nous dispensera de nous étendre longuement sur le pronostic. Il est des plus graves, puisque le granuleux est non-seulement menacé de longues souffrances, mais encore de lésions du côté de la cornée qui peuvent compromettre ou même anéantir sa vision. Lors même que l'attaque est légère, l'attention du médecin doit être constamment tenue en éveil ; car il ne doit pas oublier que la présence de quelques granulations dans la conjonctive est aussi inquiétante pour l'œil que la présence de quelques tubercules dans le -poumon est alarmante pour la santé générale.

Nous voici arrivé au point capital de notre travail : au traitement.
Comment pourrons-nous combattre le trachôme ? Warlomont nous a
appris le mode de guérison ordinaire de cette lésion. Il faut, nous dit
le savant oculiste, « qu'une poussée inflammatoire vigoureuse, telle
qu'une attaque d'ophthalmie conjonctivale profonde, en amène la résorption. » Convaincu de ce fait, il a cherché le moyen de provoquer
cette inflammation résolutive. Dans ce but, il a fait des inoculations
de pus blennorrhagique, déjà recommandées par Jœger et Peringer.

Certainement le moyen est bon, mais il est dangereux, parce qu'on
ne peut prévoir à l'avance l'étendue de l'inflammation que l'on va produire, parce qu'il peut s'accompagner de complications redoutables,
parce qu'enfin il faut emprunter l'agent thérapeutique à un individu
dont le tempérament peut toujours être suspecté.

De Wecker, qui, comme Warlomont, connaissait le mécanisme de la
résorption des granulations, a eu la bonne fortune de rencontrer un médicament, le jequirity, qui présente tous les avantages de l'inoculation
sans en avoir les inconvénients. Aussi est-ce à lui, désormais, qu'on
doit avoir recours pour combattre le trachôme. Le nitrate d'argent, le
sulfate de cuivre, le sous-acétate de plomb liquide, pourront encore
rendre des services, mais seulement à titre d'adjuvants.

A l'avenir, le rôle principal doit être réservé à la précieuse graine
qui, lancée par l'oculiste de Paris dans le vaste champ de l'expérience,
a déjà produit des résultats si probants entre les mains de praticiens
tels que Moura-Brazil, Terson, de la Peña, Moyne, Terrier, Mazza,
Tachard, Brailey, Dujardin, etc.

Il ne suffit cependant pas d'avoir posé le diagnostic de trachôme
pour que immédiatement, sans aucune autre préoccupation, on emploie
le jequirity. Notre confiance dans ce moyen est grande, mais elle n'est
pas aveugle. Nous reconnaissons des indications et des contre-indications au remède que nous venons conseiller.

Les indications doivent être tirées du degré de la maladie et des
complications qui l'accompagnent. Ce sont seulement les granulations
véritablement chroniques, mixtes ou diffuses, sans réaction inflamma-

toire marquée, accompagnées d'un certain degré de sécheresse, qui doivent être traitées par le jequirity.

Les granulations simples, sous le coup d'une poussée aiguë ou compliquées de purulence, se trouvent beaucoup moins bien de ce traitement. Il est préférable, pensons-nous, dans ce cas, d'avoir recours aux anciens moyens.

Certaines complications du côté de la cornée, le pannus, les ulcères, les ptérygions, les opacités, non-seulement ne contre-indiquent pas le jequirity, mais encore sont, en général, heureusement modifiées par ce traitement. Une contre-indication formelle est l'état de netteté et de transparence de la cornée.

Les complications trachomateuses, du côté de la conjonctive ou des paupières, ne fournissent ni indications, ni contre-indications bien précises au nouveau remède. Cependant certaines sont améliorées, tandis que d'autres peuvent être aggravées.

L'ectropion, par exemple, est diminué ou guéri par les rétractions que subit la conjonctive après l'inflammation jequirityque.

L'ectropion, le trichiasis, le rétrécissement palpébral, sont aggravés pour le même motif. Aussi conseillons-nous, chaque fois qu'on aura affaire à ces dernières complications, de les traiter par des moyens appropriés, avant d'entreprendre la cure des granulations.

D'une façon générale, le jequirity est d'autant mieux indiqué que l'état de l'œil est plus grave. Les granulations atones, anciennes, généralisées ; les cornées envahies par des pannus épais et des ulcères multiples, sont le triomphe de cet agent thérapeutique. Dans le cas où les granulations sont rares, où la cornée est intacte, il vaut mieux s'abstenir. La guérison est encore assez facile, et les dangers auxquels on s'expose, quoique rares, ne sont pas compensés par le bénéfice qu'on doit retirer du nouveau traitement.

Ce qui rend le remède de De Wecker excessivement précieux, c'est qu'il réussit encore, qu'il réussit surtout, dans les cas où les anciens moyens sont absolument impuissants.

QUATRIÈME PARTIE

OBSERVATIONS ET CONCLUSIONS

Avant d'arriver aux conclusions de notre travail, nous allons fournir quelques observations inédites. Nous aurions voulu pouvoir en produire un plus grand nombre, mais la nécessité dans laquelle nous avons été de terminer rapidement nos études médicales ne nous a pas permis d'attendre le résultat d'une expérimentation plus vaste, entreprise à Nimes.

Cependant, quoique peu nombreuses, nos observations confirment pleinement l'idée que nous avons pu nous faire, d'après des écrits récents, du jequirity, de son mode d'action et de son importance en thérapeutique.

Certainement notre travail eût beaucoup gagné à être appuyé par un plus grand nombre de faits. Mais, si nos observations n'ont pas été assez nombreuses pour nous permettre une étude purement clinique, dans laquelle nous n'aurions fait qu'exposer ce que nous aurions vu, elles sont cependant, pensons-nous, suffisantes pour justifier nos conclusions.

Observation Ire

Nous devons nos cinq premières observations à l'obligeance de M. le docteur Galtié.

Le nommé X..., âgé de quatorze ans, appartient à une famille de granuleux que j'ai eu à soigner à plusieurs reprises. Sa grand'mère est actuellement à l'hospice des infirmes; elle a été rendue presque aveugle par des complications de toute espèce, consécutives à de vieilles granulations.

Son frère aîné est souvent venu me consulter, il y a trois ans, pour la même affection.

Le jeune X..., malade depuis bien longtemps, a ses yeux dans un état pitoyable: l'ouverture palpébrale est rétrécie; les paupières, épaisses, sont dans un état presque continuel de spasme très-douloureux. Les conjonctives sont pleines de granulations ou de cicatrices. Les cornées sont envahies par une infiltration grise et un large pannus. Cet enfant y voit à peine pour se conduire; il est obligé de rechercher constamment l'obscurité. Il constitue une très-lourde charge pour sa famille, qui est très-peu fortunée.

Je me décide, vu les résultats insignifiants obtenus par les moyens les plus variés, à employer le remède de Wecker. J'élargis au préalable les fentes palpébrales. Je me sers de l'infusion à 1 °/₀. Je fais trois pansements par jour; je promène chaque fois le pinceau pendant plusieurs minutes sur les paupières renversées. Je commence par l'œil gauche, le plus malade.

2 juillet. — Premier pansement.

3. — Paupières rouges, tuméfiées, laissant couler un peu de pus entre les cils. Douleurs vives. (Même pansement.)

4. — Paupières difficilement retournées, recouvertes de fausses membranes peu adhérentes, moins épaisses et fibrineuses que celles de la conjonctivite croupale ordinaire. Muqueuse bulbaire tuméfiée. Dernier pansement.

7

5. — Exagération des symptômes précédents : gonflement œdéma-teux des paupières assez marqué.

6. — La cornée est grise et purulente dans toute son étendue ; je m'attends à une fonte de l'œil. Je crains bien d'avoir eu trop de confiance dans la parole d'un maître que j'admire hautement. Je fais faire des lotions très-fréquentes avec une solution légèrement phéniquée.

9. — La tuméfaction et la sécrétion membraneuse diminuent. La cornée, que je croyais perdue s'éclaircit. Le malade ne souffre plus.

17. — Les modifications sont remarquables. Les granulations ont diminué de nombre et de volume. Le malade ouvre facilement les paupières. Il n'y a plus sur la cornée qu'un léger brouillard.

30. — Les granulations ont disparu. Le malade y voit beaucoup mieux : il commence à travailler.

Encouragé par cet excellent résultat, quelque temps après je soumets l'œil droit au même traitement. Mêmes effets, même résultat.

Observation II

Mme X..., âgée de trente-sept ans, a de nombreuses granulations à la paupière supérieure gauche. Son mari est granuleux depuis longtemps. Je la soigne depuis environ deux mois par l'acétate de plomb et le sulfate de cuivre.

La paupière gauche est un peu épaissie ; les granulations sont nombreuses, mais simples. La cornée est intacte.

Pour arriver plus rapidement à un résultat définitif, je la traite par le jequirity.

Gonflement. Rougeur des paupières. Douleur. Chemosis marqué de la muqueuse bubaire.

Le quatrième jour, la cornée devient purulente dans son ensemble. Le huitième, les phénomènes inflammatoires s'amendent, mais la partie centrale de la cornée reste purulente ; un petit abcès se forme, qui, une fois vidé, laisse à sa place un ulcère avec hypopion.

Instillations d'éserine. Guérison assez rapide de l'ulcère, mais il subsiste une taie étendue et opaque, masquant en grande partie la pupille.

Les granulations ont complétement disparu.

Observation III

Mme P..., âgée de quarante ans, est déjà une vieille granuleuse. Son mari, sa fille, sont atteints de la même affection.

Je les ai tous soignés sans grand résultat, par les moyens ordinaires.

Les deux conjonctives sont farcies de granulations. Les cornées sont en mauvais état. Leucoma à gauche, ulcère à droite.

Je commence par l'œil gauche.

Phénomènes inflammatoires intenses, suppuration abondante. Vingt-cinq jours après, les granulations ont presque complétement disparu; l'état de la cornée n'a pas été semsiblement modifié. La malade ne ressent plus aucune douleur dans cet œil et demande le même traitement pour l'œil droit.

Je cède à son désir, malgré la présence d'un petit ulcère très-douloureux au centre de la cornée. Au bout de vingt jours, tout est rentré dans l'ordre. Les douleurs ont disparu, mais les granulations persistent encore. L'état de la cornée n'a pas été modifié. Je me proposais de recommencer le traitement lorsqu'une maladie intercurrent de la femme m'en a empêché.

Observation IV

La nommée A..., âgée de quinze ans, est fille de la malade qui sujet de l'observation précédente.

Granulations très-nombreuses, poussée aiguë. Douleurs vives. Cornées dépolies et tachées.

Traitement par le jequirity. Les phénomènes inflammatoires, très-intenses, disparaissent rapidement.

Dix jours après, tout est rentré dans l'ordre.

Les douleurs ont disparu, mais la cornée et les granulations son peu modifiées.

Revue un mois plus tard, cette jeune fille avait à peine quelques granulations.

Observation V

Le nommé X..., âgé de vingt-huit ans, est atteint de granulations et de kératite diffuse.

L'œil droit est traité par le jequirity. Les granulations disparaissent, mais la kératite est peu améliorée ; l'œil reste injecté et l'éclaircissement cornéen est insignifiant.

Deux mois après, le malade revient. Il se plaint surtout de son œil gauche. Je le traite comme j'avais traité l'œil droit. Les granulations, d'ailleurs peu nombreuses, disparaissent. La cornée, devenue grisâtre sous l'influence de la stimulation artificielle, s'éclaircit notablement.

Observation VI

Prise à l'Hôtel-Dieu de Nimes, dans le service de M. Pleindoux

Le nommé Antoine V..., scieur de long, âgé de soixante et un ans, né à Craponne (Haute-Savoie), entre à l'Hôtel-Dieu le 25 novembre 1883.

Ce malade souffre de ses yeux depuis six ans ; il a déjà subi, sans grand résultat, plusieurs traitements à l'hôpital et en ville, à Nimes et à Paris.

Il se plaint d'une sensation de gravier très-pénible dans les yeux ; il a du larmoiement. Les paupières, épaissies, s'ouvrent difficilement.

Les cornées sont légèrement dépolies et entourées d'un cercle sénile assez marqué.

Si l'on renverse les paupières, on voit que les conjonctives sont remplies de granulations fines et transparentes, confluentes en certains points, plus rares dans d'autres. Ces granulations sont plus nombreuses à gauche.

Le malade ne donne que de vagues renseignements sur l'origine de la maladie.

Le 27 novembre, on commence sur l'œil gauche un traitement par le jequirity'. (Solution, 1 °/₀; badigeonnage avec pinceau sur paupières renversées.) Le soir même, douleur assez vive; larmoiement plus intense.

28.— Gonflement marqué des paupières; douleur très-forte dans tout le côté gauche de la tête. Fièvre, insomnie. Commencement de suppuration.

29.— Suppuration abondante, pus épais et concrété.

On fait appliquer des compresses d'eau chaude, fréquemment renouvelées.

2 décembre.— Écoulement de pus toujours abondant. Les douleurs de tête ont disparu en même temps que la sensation de gravier, qui incommodait très-fort le malade.

La cornée est couverte d'une couche purulente, qui la rend opaque dans toute son étendue. De nombreux petits vaisseaux s'avancent de la périphérie au centre.

Le point lacrymal est tuméfié et rouge.

15.— La cornée est encore laiteuse, mais plus claire; il reste à peine quelques granulations.

25.— La cornée est revenue à son état primitif; plus de larmoiement, plus de granulations.

Le malade, très-satisfait, demande à être traité de l'autre œil.

Observation VII

Le nommé David R..., âgé de vingt-deux ans, est atteint de granulations depuis le mois d'août 1872.

C'est pendant le cours d'une saison de bains au Grau-du-Roi qu'il a été atteint pour la première fois. « Il était dans un orphelinat, en compagnie de nombreux enfants qui avaient mal aux yeux. » Depuis cette époque, il a à peu près constamment souffert, et plusieurs fois par an il a été obligé de venir à l'hôtel-Dieu pour y trouver un soulagement à ses douleurs. Il a été soumis aux traitements les plus variés : acétate de plomb, sulfate de cuivre, nitrate d'argent, etc., etc.

Au mois d'octobre, David R..... rentre à l'Hôtel-Dieu. Ses yeux sont dans un très-mauvais état. Douleur vive. Photophobie. Granulations nombreuses. Larmoiement. Staphylôme double, plus marqué à gauche. Cornée en même temps dépolie.

De l'œil gauche, David R... distingue à peine un homme à 2 mètres. C'est cet œil que l'on traite par le jequirity.

Application du remède pendant trois jours. Douleur très-forte dans toute la tête. Écoulement d'abord séro-purulent très-abondant, puis fausses membranes nombreuses.

Le cinquième jour, la cornée est toute grise. Les douleurs cessent. La sensation de gravier disparaît.

Le vingtième jour, on ne constate plus aucun phénomène inflammatoire. Un mois et demi après, nous ne trouvons plus de granulation sur la conjonctive. Le malade ouvre facilement son œil, et ne ressent aucune douleur de ce côté. Le staphylôme existe toujours, mais il n'a pas augmenté; la cornée est beaucoup plus transparente, et David peut lire de cet œil.

Ce résultat frappe d'autant plus que l'œil droit, qui n'a pas été traité, est dans un très-mauvais état.

Observation VIII

Le nommé Br., âgé de soixante ans, est un vieil habitué de l'hôpital, où il semble venir chercher un asile et du pain plutôt que des soins médicaux, car il se soumet difficilement au traitement et ne suit pas du tout les conseils qu'on lui donne.

B... souffre des yeux depuis un grand nombre d'années.

Les paupières sont épaisses, l'ouverture palpébrale rétrécie et les cils très-rares.

Les conjonctives sont rouges, tomenteuses ; on ne voit pas nettement de granulations, qui, si elles existent, sont perdues au milieu des villosités de la conjonctive.

On essaye cependant le jequirity. On fait pendant quatre ou cinq jours une première série de lotions, sans produire presque aucune inflammation. Le malade se lavait très-probablement les yeux·immédiatement après les lotions.

Quelque temps après, on soumet B... à un second traitement, en le surveillant de plus près. Cette fois-ci, les phénomènes inflammatoires apparaissent, mais ils sont fugaces, et, une dizaine de jours après, le malade demande à sortir, sans qu'on ait pu constater une amélioration sensible du côté de ses yeux.

———

Nous ne voulons point développer nos observations, mais simplement attirer l'attention sur quelques points plus saillants.

Les résultats les plus remarquables sont obtenus chez les malades des observations I et VII, qui étaient, sans contredit, les plus gravement atteints.

Si la guérison n'a pas toujours été complète, le malade a toujours été plus soulagé par ce traitement qu'il ne l'aurait été par le traitement ancien. Constamment les douleurs ont disparu vers le huitième jour.

Le jequirity n'a pas produit d'effet sur le malade, dans l'observation VIII, parce qu'il n'avait pas de granulations vraies.

Son application a été suivie d'un accident chez la malade de l'observation II, parce qu'elle avait une cornée transparente et parfaitement intacte.

Chez tous nos malades la purulence de la cornée a été très-marquée pendant la période de suppuration du traitement: l'un avait un ulcère, l'autre un staphylôme, un troisième une infiltration grise, un quatrième un pannus épais. Un seul accident s'est produit, précisément sur la cornée saine.

Comme nous l'avons déjà dit, nos observations confirment pleinement ce que nous avons avancé dans notre travail, notamment au chapitre du traitement. Aussi est-ce avec conviction que nous allons conclure.

CONCLUSIONS

1. Le trachôme est une maladie chronique contagieuse, qui a un microbe susceptible de culture et d'inoculation.

2. Le jequirity est le remède par excellence du trachôme. Il possède également un microbe susceptible de culture et d'inoculation. C'est probablement par l'antagonisme du microbe de l'un et de l'autre qu'on doit expliquer le résultat thérapeutique.

3. Le trachôme ancien, compliqué de lésions graves de la cornée, doit être seul traité par le jequirity. Un trachôme simple, un état aigu, une cornée intacte, sont des contre-indications au traitement.

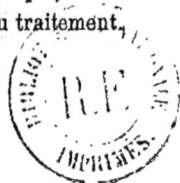

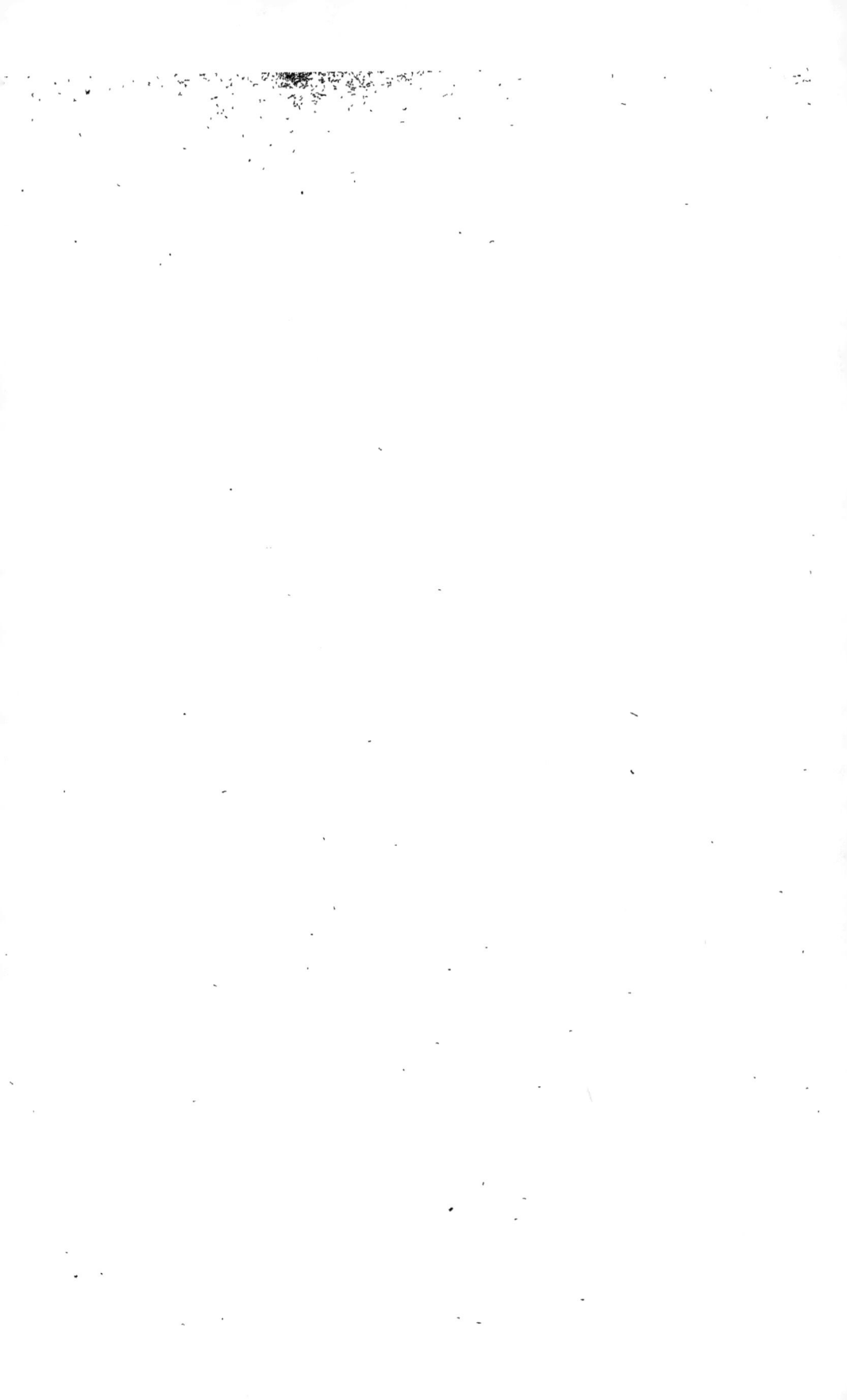

www.ingramcontent.com/pod-product-compliance
Lightning Source LLC
Chambersburg PA
CBHW071330200326
41520CB00013B/2933